AF316258

Person.

Notice
de
Ses Travaux Scientifiques.

P. 1843.

NOTICE

DES

TRAVAUX SCIENTIFIQUES

DE M. C.-C. PERSON,

Docteur en Médecine, ancien Interne des Hôpitaux, Agrégé à la Faculté de Médecine de Paris,
Docteur ès sciences, Agrégé à l'Université, Professeur de Physique au Collège royal et à
l'École municipale de Rouen.

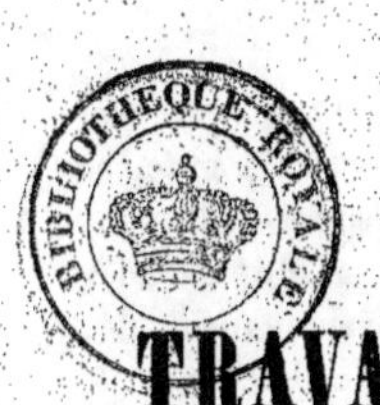

Dans le concours actuel le jury apprécie les titres antérieurs. Comme les miens n'ont malheureusement pas une importance assez grande pour être généralement connus, il faut de toute nécessité que j'en soumette au moins une courte notice au jury, pour rendre l'appréciation possible.

On pourra remarquer que les premiers travaux (*Théorie du Galvanisme, Recherches sur l'électricité des nerfs*) se rapportent à la physique médicale, tandis que les autres appartiennent à la physique générale. C'est une conséquence naturelle des positions où je me suis trouvé. Après avoir passé sept années dans les hôpitaux de Paris, tant comme externe que comme interne, et fait pendant trois ou quatre ans des cours préparatoires pour le baccalauréat ès sciences et le premier examen de médecine, je pris à la Faculté des Sciences les grades de licencié ès sciences mathématiques, de licencié ès sciences physiques et de docteur ès sciences. Je pus alors me présenter au concours de l'agrégation pour les collèges royaux, et je fus nommé successivement professeur de physique à Nancy, à Metz et à Rouen, où de plus je suis chargé d'un cours public fondé par la ville. Ainsi, sur une période d'une vingtaine d'années, la première moitié a été consacrée spécialement à des études médicales, et la seconde spécialement à des études de physique. Ce que j'ai pu faire dans cette seconde moitié n'aura peut-être pas grande valeur aux yeux de quelques membres du jury ; mais j'espère qu'ils voudront bien considérer ces essais au moins comme une garantie d'études réelles en physique, études qui, pour une chaire de physique médicale, ne sont pas moins indispensables que les études médicales elles-mêmes.

1. *Thèse pour le doctorat en médecine, sur la théorie du galvanisme.*

2. *Recherches sur les courants électriques dans les nerfs. — Nouveau galvanomètre pour les courants instantanés.*

Mémoire présenté à l'Académie des Sciences.

Un Rapport favorable a été fait par une Commission composée de MM. Ampère, Dulong et Becquerel. Un extrait a été imprimé dans le *Journal de Physiologie* de M. Magendie, et le nouveau galvanomètre a été décrit dans le Traité de M. Becquerel, tome II.

D'après une théorie de la contraction musculaire considérée alors comme assez probable, on pouvait espérer de rencontrer des courants électriques dans les nerfs. M'étant livré à cette recherche sur différents animaux, je trouve qu'il est impossible, avec les galvanomètres connus, de dériver des nerfs aucun courant électrique auquel on puisse attribuer la contraction musculaire.

Un courant instantané, comme la décharge d'une bouteille de Leyde, produit la contraction musculaire, et cependant n'occasionne aucune déviation dans les galvanomètres ordinaires. Ne serait-il pas possible que les courants des nerfs consistassent en une série de courants instantanés ? C'est pour m'en assurer que j'ai construit un galvanomètre sensible aux courants instantanés. Il est fondé sur l'aimantation du fer doux, que je montrais être beaucoup plus facile que celle de l'acier. Je proposais même l'instrument pour mettre en évidence l'électricité d'un gymnote qu'on avait reçu au Jardin au Roi, et avec lequel on avait inutilement essayé d'aimanter des aiguilles d'acier. Il est à noter que ce travail est de 1830, et par conséquent antérieur à la découverte de l'aimantation du fer doux par les courants continus. Du reste, avec le nouveau galvanomètre il m'a été de même impossible de constater aucun courant électrique dans les nerfs. Je concluais que si la contraction musculaire était due à des courants, ces courants n'avaient pas la disposition que leur supposait la théorie d'alors, aujourd'hui abandonnée.

Depuis ce temps, malgré de nombreuses recherches, on n'a jamais pu trouver dans les nerfs de courants électriques auxquels on pût attribuer la contraction musculaire. M. Matteucci n'en a pas trouvé même dans les nerfs qui se distribuent à l'organe électrique de la torpille. Quant au courant propre de la grenouille découvert par Nobili, et au courant dit musculaire par M. Matteucci, ils ne prouvent nullement l'intervention des courants électriques dans les fonctions des nerfs ou dans la contraction musculaire; ils montrent seulement qu'il y a un dégagement faible et continu d'électricité dans les tissus des animaux, dégagement dû probablement aux actions chimiques de la nutrition.

3. *Thèse de Physique pour le doctorat ès sciences, sur la mesure des températures et les lois du refroidissement. — Thèse de Chimie sur la théorie atomique.*

4. *Éléments de Physique* en 3 volumes.

La moitié du dernier volume appartient à M. Bouchardat, agrégé à la Faculté.

5. *Mémoire sur la lenteur de la vaporisation dans les vases assez chauds pour que les liquides ne les touchent pas.*

Ce Mémoire est entre les mains d'une Commission composée de MM. Pouillet, Regnault et Despretz. En voici un extrait:

On sait que l'eau projetée sur une surface très-chaude se rassemble en gouttes arrondies qui ne s'évaporent qu'avec une lenteur extraordinaire; on croit même généralement, d'après les expériences de Klaproth, que l'évaporation est d'autant plus lente que la surface est plus chaude.

Je commence par montrer que c'est tout le contraire quand, au lieu d'opérer, comme Klaproth, dans un vase qui est en train de se refroidir, on opère à une température fixe; alors on voit que, plus cette température est élevée, plus l'évaporation est rapide. Mais il reste une difficulté : on ne peut pas considérer comme non avenues des expériences d'un physicien tel que Klaproth, il faut les expliquer; c'est ce que nous ferons tout à l'heure.

On n'est pas d'accord sur la disposition du liquide. Suivant Rumford, Klaproth, M. Laurent, le liquide touche la surface en un point, comme le fait une goutte d'eau sur du noir de fumée, ou une goutte de mercure sur du verre. Suivant l'opinion commune, le liquide est séparé de la surface; mais aucune expérience ne prouvant cette séparation, j'ai imaginé une disposition qui permet de voir le jour entre la surface et le liquide; ainsi la question se trouve résolue. On reconnaît d'ailleurs que la distance augmente ou diminue, suivant que la température de la surface est plus haute ou plus basse.

Quelle est la force qui soutient ainsi le liquide? On peut affirmer maintenant que ce n'est pas la force répulsive de la chaleur, comme je l'ai admis moi-même dans un temps avec MM. Péclet et Lamé. Il y a un intervalle sensible, une fraction très-appréciable de millimètre, et l'on sait que les forces moléculaires n'agissent qu'à des distances insensibles; on doit donc admettre, avec M. Pouillet, que le liquide est soutenu par une couche de vapeur. Ce qui le prouve encore, c'est que le phénomène n'a lieu qu'avec des liquides volatils. J'ajouterai que l'air contribue à la suspension du liquide, car j'ai observé cette suspension avec de l'eau à 84 degrés tout au plus sur une surface qui, elle-même, n'était pas à 100 degrés; je me suis d'ailleurs assuré que le contact s'établissait bien plus facilement dans le vide.

Pour expliquer la lenteur de l'évaporation, Rumford supposait qu'une grande partie de la chaleur incidente était réfléchie; mais, d'après les expériences de M. Melloni, la réflexion n'arrête qu'environ les 0,04 de la chaleur incidente. Suivant M. Pouillet, il pourrait bien se faire qu'une partie de la chaleur incidente traversât le liquide sans l'échauffer. M. Pouillet, du reste, ne présente cette opinion que sous forme de doute, ajoutant que le sujet demandait de nouvelles recherches. M. Péclet la présente comme certaine; il part même de là pour expliquer comment l'évaporation peut être plus lente dans un vase plus chaud. Mais comme c'est le contraire qui a lieu, l'explication est sans valeur. D'ailleurs il

résulte des expériences de M. Melloni, qu'une goutte d'eau de 2 millimètres transmet à peine les 0,06 de la chaleur rayonnée par un métal
incandescent; pour une goutte plus volumineuse, la transmission est à
peu près nulle. Si donc l'évaporation est lente, ce n'est point parce que
la chaleur rayonnante traverse le liquide.

Suivant M. Baudrimont, l'évaporation est lente parce que le liquide
est très-peu chaud. Par des expériences tout à fait inexactes, comme nous
le montrerons plus loin, il trouve que dans un creuset incandescent, l'eau
n'est qu'à 50 degrés. Avec un thermomètre, M. Laurent a trouvé 99 degrés, M. Boutigny 98 degrés. L'emploi du thermomètre est ici très-légi-
time; car, puisque l'eau absorbe presque toute la chaleur rayonnante,
on ne peut pas dire que c'est le thermomètre qui augmente l'échauffe-
ment en arrêtant les rayons. Avec de très-petits thermomètres ne contenant que 40 et même que 16 centigrammes de mercure, j'ai constaté
que la température de l'eau variait avec celle de la surface; j'ai trouvé
84 degrés pour la limite inférieure; la limite supérieure est au-dessus de
100 degrés. Un petit morceau d'alliage fusible à 95 degrés, étant
plongé dans la goutte d'eau, on est libre de le fondre ou de ne pas le
fondre, suivant qu'on chauffe plus ou moins la capsule. Ainsi, la limite
de 50 degrés, assignée par M. Baudrimont, est tout à fait erronée.

On croit généralement que dans les expériences qui nous occupent,
l'eau ne peut pas bouillir; mais c'est une erreur. J'ai obtenu l'ébullition
dans de petits creusets sur la lampe à alcool, dans de grands creusets à
la forge; et cette ébullition ne peut pas se confondre avec celle qu'on a
par contact. Indépendamment de l'aspect bien différent du liquide, le
temps de la vaporisation n'est pas le même: pour 4 grammes, par exemple, on trouve 75 secondes sans contact, 15 secondes avec contact.

La véritable marche, pour expliquer la lenteur de l'évaporation, con-
siste à mesurer la chaleur reçue par le liquide; sans cette mesure, toutes
les explications restent dans le vague. On peut simplement par le calcul,
et sans faire aucune expérience nouvelle, avoir la mesure de la chaleur
que le liquide reçoit par rayonnement dans un creuset fermé, entretenu
à une température fixe. Puisque le liquide ne touche pas les parois, on
rentre dans le cas d'un corps isolé dans une enceinte; les lois découvertes
par Dulong et Petit sont donc applicables. La chaleur reçue est précisé-
ment celle que peut donner une surface égale à celle du liquide; elle ne

dépend pas des dimensions du creuset. En supposant la goutte sphérique et toute la chaleur employée à la vaporisation, une intégration très-simple donne

$$\tau = \frac{kr}{c};$$

τ est le temps de l'évaporation en minutes ;

k la chaleur de vaporisation de 1 gramme de liquide, 543 unités pour l'eau, d'après Dulong; 208 pour l'alcool, 91 pour l'éther, d'après M. Despretz ;

r est le rayon de la goutte en centimètres;

c la chaleur donnée par un centimètre carré par minute dans les circonstances de l'expérience. On a

$$c = \mu a^t (a^\theta - 1), \quad a = 1,0077;$$

t est la température du liquide qui est très-voisine du point d'ébullition ;

$t + \theta$ celle du creuset qu'on peut déterminer par immersion. Quant à μ, les expériences de Dulong et Petit sur un gros thermomètre à surface argentée, contenant 1500 grammes de mercure, donnent

$$\mu = 0,32 \left(\frac{pq + p'q'}{4\pi R^2} \right).$$

$p = 1500$, $p' = 20$, $R = 3$; q et q' sont les chaleurs spécifiques du mercure et du verre qui varient dans les hautes températures.

Si l'on applique cette formule, on trouve que le temps qu'elle assigne pour l'évaporation est toujours plus grand que le temps donné par l'expérience; la différence est énorme dans les basses températures où justement il y a le moins d'incertitude sur les valeurs employées dans la formule. Mais celle-ci a été établie en admettant avec tous les physiciens que le liquide ne recevait de la chaleur que par rayonnement; le désaccord entre le calcul et l'expérience montre qu'il reçoit de la chaleur d'une autre source. On peut d'ailleurs le prouver indépendamment de tout calcul deux expériences suivantes :

1°. Sur une capsule d'argent brillante ou couverte de noir de fumée à la même température de 3 ou 400 degrés, l'évaporation se fait sensiblement dans le même temps, quoique la chaleur rayonnante soit cinq ou six fois plus grande dans un cas que dans l'autre;

2°. Dans un creusét profond ou sur une capsule presque plane portée à la même température rouge que je suppose ne pas dépasser 6 à 700 degrés, la différence dans le temps de l'évaporation est très-petite, et cependant la chaleur rayonnante donnée par le creuset profond est presque double.

Le calcul et l'expérience s'accordant pour montrer qu'il y a une autre source de chaleur que le rayonnement, on reconnaît sans peine que cette autre source est dans les fluides élastiques qui remplissent le creuset et surtout dans la couche de vapeur qui soutient le liquide: l'importance de cette couche est mise en évidence par la deuxième expérience; les fluides élastiques au-dessus du liquide sont certainement moins chauds dans une capsule découverte que dans un creuset profond, et cependant la chaleur reçue est à peu près la même; il faut donc que ce qui est dû à ces fluides ne soit qu'une petite fraction de la chaleur totale.

On ne voit pas tout de suite comment les fluides élastiques peuvent donner ici de la chaleur, car l'air ou la vapeur échauffés par les parois ne peuvent guère revenir toucher le liquide. Mais il n'est pas nécessaire qu'un fluide élastique aille toucher une surface pour lui donner de la chaleur. Quand on met une lampe à alcool sous une capsule froide, on voit sous toute la capsule un intervalle obscur de 3 ou 4 millimètres; la chaleur qui portait les molécules de la flamme à l'incandescence arrive donc à la capsule autrement que par le déplacement et le contact de ces molécules. On est ainsi amené à reconnaître que la lame gazeuse qui supporte le liquide lui transmet de la chaleur par conductibilité.

Soit maintenant c' la chaleur que les fluides élastiques donnent moyennement en une minute à 1 centimètre carré dans les circonstances de l'expérience; si l'on pose

$$\tau = \frac{kr}{c + c'},$$

on pourra déterminer c'. Prenant cette mesure dans un certain nombre de cas, j'ai reconnu que c' était de la forme $n\theta^b$; n est une constante égale à 0,48; b est aussi une constante égale à 0,92; θ est la différence entre la température de la surface et celle du liquide.

La formule complète est ainsi

$$\tau = \frac{kr}{\mu a^t (a^\theta - 1) + 0,48 \theta^{0,92}}.$$

Voici une série d'expériences faites dans un petit creuset d'argent avec une goutte d'eau de 12 milligrammes.

NUMÉRO de l'expér.	TEMPÉRATURE		TEMPS		DIFFÉRENCE.
	du creuset.	du liquide.	observé.	calculé.	
1	241°	94°,2	90″	90″	
2	303	95,6	67 ou 68	67	
3	343	98,3	57	57	
4	381	100	50	49,4	— 0″6
5	470	100	38	37,2	— 0,8
6	517	100	32	37,2	+ 0,7
7	607	100	26	25,5	— 0,5
8	634	100	23	23,5	+ 0,5
9	665	100	21 ou 22	21,6	+ 0,1
10	740	100	18 ou 19	16,8	— 1,7
11	773	100	17 ou 18	15	— 2,5
12	826	100	15 ou 16	11,8	— 3,7
13	867	100	14 ou 15	9,8	— 4,7

Pour les trois premières expériences la température du liquide a été tirée de la formule même; pour les autres, on l'a supposée de 100 degrés. Tout cela est d'accord avec les mesures thermométriques prises sur des gouttes plus grosses, et le tableau montre que la formule est exacte depuis 240 jusqu'à 700 degrés environ. Au delà il s'établit entre la surface et le liquide une distance sensiblement plus grande, comme nous l'avons vu précédemment; alors la chaleur transmise par la couche de vapeur est proportionnellement moindre, de sorte que le temps observé est plus long que le temps calculé; cela nous montre que réellement n et b sont fonctions de la température, et qu'on ne peut les regarder comme constants que pour un certain intervalle, ce qui est tout naturel.

D'après la formule, le temps de l'évaporation est proportionnel au rayon de la goutte ou à la racine cubique du poids du liquide; cette relation se vérifie tant que le diamètre ne dépasse pas 2 ou 3 millimètres. Les gouttes plus grosses durent proportionnellement plus, principalement parce que l'épaisseur maximum de la couche vraiment efficace de vapeur étant constante, la surface du segment qui reçoit son action est une plus petite fraction de la surface de la sphère.

Nous verrons, dans un second Mémoire, que la formule s'applique à des liquides autres que l'eau.

En résumé, dans les phénomènes qui nous occupent, on ne savait pas si le liquide touchait ou ne touchait pas la surface; nous avons établi par une expérience positive qu'il ne la touchait pas.

De là résulte la preuve que le liquide n'est pas soutenu par la force répulsive de la chaleur, comme plusieurs physiciens le supposaient.

On admettait généralement que le liquide ne recevait que de la chaleur rayonnante; on croyait cette chaleur très-considérable, et toutes les explications tendaient à l'atténuer. Nous voyons, au contraire, qu'elle est insuffisante, et qu'il faut recourir à une autre source de chaleur pour rendre compte du temps de l'évaporation.

Cette autre source de chaleur est dans les fluides élastiques, et surtout dans la couche mince de vapeur qui supporte le liquide; elle est trente ou quarante fois plus considérable que la première quand la température ne dépasse pas 3 ou 400 degrés.

En tenant compte des deux sources de chaleur, on rend compte du temps de l'évaporation, comme le prouve l'accord de la formule avec l'expérience. La lenteur de l'évaporation provient, en définitive, de ce que le liquide, isolé et soutenu par sa propre vapeur, reçoit par cette vapeur, et par le rayonnement des parois, beaucoup moins de chaleur qu'il n'en recevrait par le contact.

—————

Les expériences de Klaproth, où l'on voit dans un vase qui se refroidit les dernières gouttes durer moins que les premières, se reproduisent facilement en opérant avec un creuset de platine chauffé dans un creuset de terre; et cela met sur la voie de l'explication. On arrive ainsi à reconnaître que, dans les expériences de Klaproth, toutes les gouttes, excepté la première peut-être, finissaient en touchant le métal, qui était refroidi dans une petite étendue. Après l'évaporation, la portion refroidie se réchauffait aux dépens du reste du vase, de sorte que la goutte suivante ne touchait pas immédiatement. Le contact s'établissait naturellement plus vite pour les dernières gouttes que pour les premières. Or, dès que le contact a lieu, l'évaporation est bientôt terminée : voilà pourquoi la durée des gouttes successives allait en diminuant. Lorsqu'il n'y a pas contact, les gouttes durent toujours d'autant plus que la surface est moins chaude.

M. Baudrimont a traité avant moi la question qui fait le sujet de ce Mémoire. (*Annales de Chimie et de Physique*, t. LXI, p. 319.) Nous différons sur beaucoup de points. M. Baudrimont admet, sans le démontrer, que le liquide est soutenu par sa vapeur ; — il ne considère que la chaleur rayonnante, et ne tient aucun compte de celle due aux fluides élastiques. — Ne mesurant pas la chaleur reçue par le liquide, ne calculant pas le temps de l'évaporation, il ne donne aucune vérification numérique de son explication. — Il mesure la température de l'eau du creuset par la méthode des mélanges, mais en faussant cette méthode de tant de manières que, dans les circonstances actuelles, il est peut-être bon de l'indiquer.

1° L'eau froide ne pèse que 5 grammes, l'eau chaude que $0^{gr},3$ ou $0^{gr},6$, et, avec de si petites quantités, il ne tient aucun compte de la chaleur enlevée par le thermomètre ni de celle enlevée par le vase qu'il prend en verre, et fort épais, car c'est un verre à pied. Il n'est pas étonnant qu'avec tout cela il trouve que l'eau est à peine chaude et bien au-dessous de 100 degrés. Mais, le plus curieux, c'est qu'il calcule la température avec une formule de son invention, qui la rend encore plus basse qu'elle ne l'est réellement d'après ses propres données. Ainsi, par exemple, il trouve 50 degrés quand ses expériences lui donnent 63 degrés. Voici comment il établit sa formule : « Soient, dit-il, M la masse totale » de l'eau ou du mélange, m le poids de l'eau chaude, t la différence » des températures de l'eau froide et du mélange, T la température

» cherchée; on a

$$\frac{Mt}{m} = T.\text{ »}$$

La vraie formule, en conservant cette notation et en désignant par θ la température du mélange, est

$$\frac{(M - m)\,t}{m} + \theta = T.$$

Ce n'est pas tout. M. Baudrimont altère encore sa propre formule, car il est impossible, avec la sienne, de retrouver les résultats de son tableau. Il emploie sans le dire la formule

$$\frac{Mt}{m} + t = T,$$

qui est encore fausse pour deux raisons. M. Baudrimont pousse, avec cette formule, l'approximation jusqu'aux centièmes de degré et donne des résultats où l'on reconnaît des erreurs de plus de 12 degrés avec la formule exacte !

6. *Recherches sur la chaleur de vaporisation.*

Mémoire présenté à l'Académie des Sciences, renvoyé à l'examen d'une Commission composée de MM. POUILLET, REGNAULT et DESPRETZ, et analysé dans les *Comptes rendus*, t. XVII, p. 495.

On ne connaît la chaleur de vaporisation que pour quatre substances, l'eau, l'alcool, l'éther sulfurique, et l'essence de térébenthine. Ces recherches la déterminent pour dix autres: le brome, l'iode, le soufre, le mercure, l'acide sulfureux, l'acide sulfurique anhydre, l'acide sulfurique à 1 atome d'eau, le sulfure de carbone, l'éther chlorhydrique et l'esprit de bois.

Pour l'acide sulfureux et l'éther chlorhydrique, on a employé la méthode des mélanges. Une ampoule de verre, terminée par deux tubes recourbés et effilés, est remplie à moitié de liquide; on ferme les tubes à la lampe, et l'ampoule est plongée dans un poids connu d'eau jusqu'à ce que l'équilibre de température soit établi. On ouvre alors; la vaporisation se fait d'abord par la chaleur qu'avait le liquide au-dessus de

2.

son point d'ébullition; ensuite par la chaleur que l'eau fournit. Connaissant la chaleur spécifique, on peut déterminer la chaleur de vaporisation.

Pour les huit autres substances on a employé un procédé nouveau. On sait que les liquides volatils, versés sur une surface suffisamment chaude, ne touchent pas la surface, mais restent soutenus en l'air par leur propre vapeur.

Une formule établie dans un précédent Mémoire assigne alors leur durée quand on connaît leur chaleur de vaporisation, et par conséquent leur chaleur de vaporisation quand on connaît leur durée. La chaleur, dans ces circonstances, est transmise au liquide presque exclusivement par la couche de vapeur qui le supporte; quand cette couche est très-mince, les différences de nature n'ont pas d'influence sensible : voilà pourquoi la même formule s'applique également à l'eau, à l'éther, à l'alcool, à l'essence de térébenthine, et, par suite, à d'autres liquides. La couche de vapeur est suffisamment mince quand la température de la surface ne dépasse que de 100 ou 150 degrés la température d'ébullition du liquide.

Le procédé se réduit à ceci : une très-petite capsule d'argent ou de platine est suspendue par trois fils au-dessus du verre d'une lampe ordinaire à l'huile; la chaleur est suffisante pour que des liquides très-lourds et peu volatils, comme l'acide sulfurique, soient soutenus par leur vapeur. On verse une goutte d'un poids connu; on note sa durée; puis, prenant la température de la capsule par immersion ou autrement, on n'a plus qu'un petit calcul à faire pour obtenir la chaleur de vaporisation.

La formule est

$$k = 0{,}02687 \left(\frac{1 + \delta}{D}\right)^{\frac{2}{3}} \frac{\tau(c + c')}{p^{\frac{1}{3}}},$$

k étant la chaleur de vaporisation; D le poids spécifique du liquide; δ la dilatation jusqu'à la température d'ébullition; p le poids en grammes; τ la durée en secondes; $c = \mu a^t (a^\theta - 1)$; t la température d'ébullition; $t + \theta$ la température de la capsule; $a = 1{,}0077$; $\mu = 0{,}1$ dans une capsule plane, $0{,}2$ dans un creuset profond, tant qu'on ne dépasse pas 300 ou 400 degrés (pour les températures plus élevées voir le premier Mémoire); $c' = 0{,}48\,\theta^{0,92}$;

Certains liquides demandent quelques modifications au procédé.
Ainsi, pour les liquides très-volatils, comme il faut une température
peu élevée, on l'obtient d'une manière plus fixe en opérant dans un
creuset qui plonge au milieu d'une dissolution saline bouillante. Pour le
mercure, il faut opérer dans un creuset chauffé au rouge par une lampe
à alcool à double courant d'air; une température de 100 ou de 150 degrés au-dessus de l'ébullition ne suffirait pas pour que la vapeur soutînt
un liquide aussi dense.

Pour le soufre, la durée des gouttes serait réduite presque à rien par
la combustion dans l'air; on a opéré dans une atmosphère d'acide
carbonique.

On a dû naturellement chercher une loi dans les résultats obtenus,
et il y en a d'abord une tout à fait évidente; c'est que les chaleurs de
vaporisation des atomes sont exactement dans l'ordre des températures
d'ébullition.

On sait que cette relation n'existe pas quand on considère des poids
égaux; il n'y a alors aucun ordre : les substances qui se vaporisent aux
températures les plus élevées ne sont nullement celles qui demandent le
plus de chaleur; l'essence de térébenthine, par exemple, qui ne bout
qu'à 157 degrés, demande sept fois moins de chaleur que l'eau qui bout
à 100. Mais quand on prend des poids atomiques, il s'établit un ordre
parfaitement régulier. On aurait pu le voir sur les quatre substances
connues, mais c'était trop peu pour généraliser. Cela est permis maintenant qu'on a quatorze substances très-différentes, les unes simples,
les autres composées, tant de la chimie organique que de la chimie
inorganique. Si donc une substance bout à une température plus élevée
qu'une autre, on pourra maintenant affirmer que la chaleur nécessaire
à sa vaporisation est plus grande, quelle que soit d'ailleurs sa composition chimique. Si elle bout à la même température, la chaleur de vaporisation est la même : c'est ce qu'on voit par exemple pour le brome,
l'acide sulfurique anhydre et le sulfure de carbone, qui tous trois sont
gazeux vers 46 degrés. On trouve un autre exemple dans les hautes températures pour le mercure et l'acide sulfurique.

Si l'on construit une courbe avec les températures d'ébullition et les
chaleurs de vaporisation pour coordonnées, on ne trouve pas de points
jetés au hasard en dehors de la courbe générale. La marche que prend la

courbe vers les basses températures tend à faire croire qu'il faut encore une chaleur très-considérable pour vaporiser les gaz liquéfiés, tels que le chlore, l'acide carbonique, etc. Cela est du moins certain pour l'acide sulfureux.

Maintenant, étant donnés le poids atomique d'une substance et son point d'ébullition depuis 10 degrés au-dessous de zéro jusqu'à 350 au-dessus, soit par une interpolation, soit par la courbe, on peut assigner la chaleur de vaporisation; ou plus généralement de ces trois choses : le point d'ébullition, le poids atomique et la chaleur de vaporisation; deux étant données, on peut assigner la troisième.

Puisque des corps de composition chimique essentiellement différente ont la même chaleur de vaporisation dès que leur point d'ébullition est le même, on est amené à conclure que si les atomes des corps simples ou composés pouvaient être réduits en vapeur dans des circonstances identiques, il faudrait exactement la même quantité de chaleur pour tous. On arrive ainsi à une loi qui est pour la chaleur de vaporisation ce qu'est la loi de Dulong et Petit pour la chaleur spécifique. Elle est même plus générale, puisqu'elle s'applique indistinctement aux corps simples et aux corps composés. Les écarts, comme dans la loi de Dulong, paraissent dépendre non pas de la composition chimique, mais de la constitution physique des atomes.

Un fait nouveau qui résulte de ces recherches, c'est qu'avec la même quantité de chaleur, le brome, l'iode et le soufre forment un volume de vapeur moitié moindre que les autres substances supposées dans des circonstances identiques. Cela n'a pas lieu pour le mercure.

Il est facile de voir, d'après cela, que la loi sur l'égalité de chaleur des atomes de vapeur ne coïncide pas avec la loi qui admet la même chaleur pour le même volume à la température de l'ébullition. Mais, même pour les corps dont les poids atomiques formeraient des volumes égaux de vapeur dans les mêmes circonstances, c'est seulement par approximation, comme du reste l'a observé M. Despretz, que l'on trouve l'égalité de chaleur à égalité de volume. On peut démontrer d'une manière générale que cette égalité approchée résulte d'une compensation qui n'est jamais parfaite.

Une loi, au moins probable, paraît encore résulter des données réunies sur la chaleur de vaporisation; c'est que la chaleur de vaporisation d'un composé est plus petite que la somme des chaleurs de vaporisation des composants. En effet, la chaleur de vaporisation d'un atome composé est souvent plus petite que celle d'un atome simple, et elle est bien loin de croître proportionnellement au nombre des atomes composants. Si l'on fait la somme des chaleurs de vaporisation de l'acide sulfurique anhydre et de l'eau, on la trouve plus grande que la chaleur de vaporisation du sulfate hydrique. En admettant cette loi, on serait amené à conclure que l'alcool n'est pas une combinaison d'éther et d'eau, qu'il ne peut pas être considéré comme un hydrate d'oxyde d'éthyle, car la somme des chaleurs de vaporisation de l'éther et de l'eau est plus petite que la chaleur de vaporisation d'un poids égal d'alcool.

Dulong a trouvé que la chaleur latente de dilatation était la même pour les gaz simples et pour les gaz composés, ou, en d'autres termes, que pour dilater également, dans des circonstances identiques, les gaz simples ou composés, il fallait la même quantité de chaleur par atome. Il paraît que la même égalité et la même indépendance de la composition chimique ont lieu pour l'énorme dilatation qui constitue le passage de l'état liquide à l'état gazeux. L'acide sulfurique anhydre et le sulfure de carbone, se vaporisant dans des circonstances identiques, forment le même volume avec la même quantité de chaleur. Il en est sensiblement de même de l'alcool et de l'esprit de bois, du mercure et de l'acide sulfurique hydraté, en donnant à celui-ci la densité la plus probable. Quand la vaporisation n'a pas lieu à la même température, la marche des différences confirme encore la vérité de cette loi, que malgré la diversité de composition, la même quantité de chaleur produit le même volume de vapeur dans des circonstances identiques.

Il est clair qu'il faut considérer séparément le soufre, le brome et l'iode, pour leur appliquer la loi. Il y a désormais nécessité de partager les corps au moins en deux classes, d'après les volumes de vapeur formés par la même quantité de chaleur.

On peut maintenant concevoir pourquoi les chaleurs de vaporisation sont rangées dans l'ordre des températures d'ébullition. Considérons d'abord des corps de même classe (même volume de vapeur pour même chaleur de vaporisation). Dire que le point d'ébullition est plus élevé, c'est dire que le volume de vapeur est plus grand, et il est très-naturel que pour produire un plus grand volume, il faille une plus grande quantité de chaleur. Si maintenant nous considérons des corps de classes différentes, l'eau et l'iode par exemple, dire que le point d'ébullition de l'iode est plus élevé, c'est dire que son volume de vapeur est plus grand que la moitié de celui de l'eau. S'il était égal à cette moitié, le point d'ébullition serait le même, on aurait la même chaleur de vaporisation; mais puisqu'il est plus grand, la chaleur de vaporisation doit être plus grande. Ainsi un point d'ébullition plus élevé entraîne toujours une chaleur de vaporisation plus grande.

En résumé,

1°. On connaissait la chaleur de vaporisation pour quatre substances : ces recherches la font connaître pour dix autres;

2°. Elles donnent un nouveau procédé pour sa détermination;

3°. Elles établissent que les chaleurs de vaporisation des différentes substances viennent se ranger exactement dans l'ordre des températures d'ébullition, quand, au lieu de prendre des poids égaux, on prend des poids atomiques;

4°. Elles montrent qu'une même quantité de chaleur produit pour le brome, l'iode et le soufre, un volume de vapeur moitié de celui donné par les autres substances supposées dans des circonstances identiques;

5°. Elles signalent une analogie remarquable entre la chaleur qui devient latente pendant la formation des vapeurs et celle qui devient latente pendant la dilatation des gaz : toutes deux sont indépendantes de la composition chimique;

6°. Enfin, elles conduisent à cette loi probable, que la chaleur de vaporisation d'un composé est moindre que la somme des chaleurs de vaporisation des composants. Cette loi serait importante à vérifier, car dans bien des cas elle déciderait de l'ordre dans lequel sont combinés les atomes.

IMPRIMERIE DE BACHELIER,
rue du Jardinet, 12.